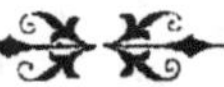

DE LA DIGNITÉ

ET DU

CHARLATANISME EN MÉDECINE

Par le Dr L. GERME

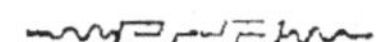

ARRAS
SUEUR-CHARRUEY, IMPRIMEUR-EDITEUR
20 ET 22, PETITE-PLACE
1887

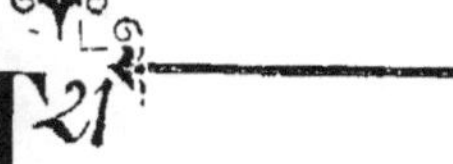
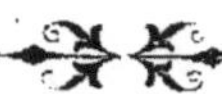

DE LA DIGNITÉ

ET DU

CHARLATANISME EN MÉDECINE

Du même Auteur :

De l'albuminurie. Thèse inaugurale signalée au ministre de l'Instruction publique par la Faculté de médecine de Paris (1864), brochure in-8°.

De la dignité professionnelle et des devoirs du médecin envers ses confrères (1876), brochure in-8°.

De la médecine de Bienfaisance (1877), br. in-8°.

Discours prononcé à la Société Médico-Scientifique du Pas-de-Calais et du Nord, le 22 juillet 1878, br. in-8°.

Discours prononcé à la même société, le 29 juillet 1879, br. in-8°.

Rapport à la même Société sur la médecine de bienfaisance (1880), br. in-8°.

L'Ecole de médecine d'Arras devant le Conseil municipal (1881), br. in-8°.

Du secret médical vis-à-vis de l'autorité judiciaire (1881), br. in-8°.

L'article 6 du projet de loi du Conseil d'Etat sur la police de la pharmacie (1880), br. in-8°.

Un maire du Pas-de-Calais marchand de vaccin et lettre sur la constatation des décès (1881), br. in-8°.

L'enseignement et la pratique des accouchements aux élèves en médecine à l'hôpital d'Arras et les responsabilités des commissions administratives qui s'y sont succédées depuis 1873, avec une lettre d'introduction de M. Parrot le professeur à la Faculté de médecine de Paris (1882), br. in-8°.

Conférence sur l'hygiène et la thérapeutique des enfants de la première année faite à la Société Médico-scientifique, le 22 juillet 1882, br. in-8°.

Un officier de santé exerçant illégalement la médecine dans le Pas-de-Calais (1882), br. in-8°.

L'Ecole de médecine d'Arras et les décret et arrêté du 23 janvier 1883. Mémoire adressé au ministre de l'Instruction publique au nom du Conseil des professeurs (1883), br. in-8°.

Quelques mots sur l'instruction, la médecine des pauvres, dans les contrées du Pas-de-Calais, etc, au siècle dernier, à propos du décret du 23 janvier 1883, br. in-8°.

De la fâcheuse influence que le système universitaire impérial exerce en France sur l'enseignement supérieur et spécialement sur celui de la médecine (1883), br. in 8°.

Le doctorat ès-sciences médicales (1883), br. in-8°.

Création et entretien d'une Faculté libre de médecine et de pharmacie à Arras. Exposé des motifs (1884), br. in 8°.

Le philosophe Diderot, le médecin Bordeu et la médecine (1884), br. in-8°.

De l'importance de la physiologie. Leçon d'ouverture du cours professé en 1869 (1884), br. in-8°.

Ambroise Paré au siège d'Hesdin (1884), br. in-8°.

Lettre à M. le Préfet et à MM. les Conseillers généraux du Pas-de-Calais sur la nécessité d'une école de médecine et de pharmacie à Arras pour assurer le recrutement du personnel médical et pharmaceutique du département (1884), br. in-8°.

De la méthode dans l'évolution des sciences. Leçons professées à l'Ecole de médecine d'Arras en 1868, par le Dr L. Germe, précédées d'une lettre à M. Fleury recteur de l'Académie de Douai, par le Dr A.-P. Maugin (1885), br. in-8°.

Relation médico-légale de l'Affaire Saison de Marœuil (Pas-de-Calais), précédée d'un aperçu sur les Erreurs médico-légales et judiciaires, par le Dr L. Germe, professeur à l'Ecole de médecine d'Arras, suivie du Rapport de M. le Dr Gallard, médecin de l'Hôtel-Dieu de Paris et de la Consultation médico-légale de M. le Dr Castiaux, professeur à la Faculté de médecine de Lille (1885), br. in-8°.

Abus de l'Autorité préfectorale à l'égard des Médecins de bienfaisance et Protestation adressée à M. Allain-Targé, Ministre de l'Intérieur, contre un arrêté de M. le Préfet Vel-Durand, précédés d'une Lettre du Dr Leconte, d'Inchy (1885), br. in-8°.

Les Médecins de bienfaisance et l'Administration préfectorale. Lettre au Dr X....., Médecin de bienfaisance (1886), br. in-8°.

Supplément à la Rélation médico-légale de l'Affaire Saison de Marœuil (Pas-de-Calais) (1886), br. in-8°.

Du progrès et de la routine considérés principalement en médecine, leçons professées à l'école de médecine d'Arras en 1870 (1886) br. in-8°.

DE LA DIGNITÉ

ET DU

CHARLATANISME EN MÉDECINE

Par le Dr L. GERME

ARRAS
SUEUR-CHARRUEY, IMPRIMEUR-EDITEUR
20 ET 22, PETITE-PLACE
1887

A Monsieur le Docteur WATTELLE, Père,
de Douai.

Un travail sur la dignité et le charlatanisme en médecine ne peut être mieux dédié qu'à un Médecin qui, dans sa longue carrière, s'est toujours distingué par la sagesse de la pensée, l'indépendance du caractère et la dignité de la conduite.

Ne vous étonnez donc pas, cher Confrère, si je vous fais volontiers hommage des lignes qui suivent.

L. G.

DE LA DIGNITÉ

ET DU

CHARLATANISME EN MÉDECINE[1]

MESSIEURS,

Je pense que la plupart des médecins aiment leur profession et désirent qu'elle soit respectée, considérée et honorée ; je crois qu'ils souffrent de voir quelques-uns des leurs abandonner la voie du vrai et de l'honnête pour suivre les sentiers tortueux et fangeux d'un charlatanisme éhonté ; et je suis convaincu qu'ils sentent, comme je le sens moi-même, que la déconsidération que quelques médecins s'efforcent d'attacher à leurs noms, rejaillit sur l'ensemble du corps médical.

Aussi, il me paraît nécessaire, surtout dans une société de médecine dont l'un des buts principaux est d'éveiller, de fortifier et d'encourager parmi ses membres tous les sentiments, les mobiles et les actions propres à augmenter leur dignité et leur considération, il me parait nécessaire, dis-je, de ne point laisser tomber dans l'oubli les principes de la dignité professionnelle ; de rappeler comment se sont conduits les médecins qui ont laissé dans l'histoire et dans les souvenirs un nom respecté et honoré ; d'indiquer comment doivent se conduire ceux qui ont à cœur de

(1) Ce travail, porté à l'ordre du jour de la dernière assemblée générale de la Société médico-scientifique n'a pu être lu en raison de circonstances indépendantes de notre volonté. Nous le publions en lui laissant la forme de discours.

les imiter ; et de montrer quels sont les écueils qu'ils doivent éviter s'ils veulent consentir à devenir ou à rester d'utiles et d'honnêtes praticiens.

Un semblable exposé est, à mon avis, un travail à triple effet : il empêche des confrères de tomber dans le bourbier du charlatanisme ; il jette le discrédit sur les médecins qui s'agitent dans cette vase du déshonneur comme des batraciens dans celle des étangs ; et il contribue à maintenir, aux yeux du public, le respect et la considération du corps médical, en lui montrant que les médecins qui se respectent désavouent les médecins charlatans, et n'ont avec eux aucun rapport de solidarité professionnelle.

A ce point de vue, je pense que la lecture que je vais avoir l'honneur de vous faire a son utilité, qu'elle répondra à vos sentiments, que vous la jugerez opportune, et qu'elle sera accueillie par vous comme étant l'expression de vos nobles aspirations, et de celles de la société à laquelle vous appartenez.

***

D'abord, que doit-on entendre par *dignité professionnelle ?* s'il est facile d'appliquer ce mot et de dire journellement : telle personne se conduit avec dignité, telle autre manque de dignité ; il n'est pas aussi aisé d'en donner une bonne définition. D'une façon générale, je pense que par le mot *dignité* on doit entendre *un ensemble de manières d'être et d'agir qui sont l'expression vraie d'un sentiment habituel de respect de la personne humaine considérée en soi et en autrui.*

Celui qui a de la dignité ne considère jamais l'homme comme une *chose*, comme un *moyen* ; mais toujours comme une *fin en soi.* Il respecte la personne humaine en *lui-même* en évitant de faire, ou de subir, tout ce qui pourrait l'abaisser à ses propres yeux et à ceux d'autrui, et en faisant ce qui est propre à l'élever aux yeux des mêmes témoins. Il la respecte dans *autrui* en évitant de porter atteinte à la dignité de ses semblables, en leur témoignant le respect qui leur est dû comme personne humaine, et celui qu'ils peuvent mériter par le sentiment plus ou moins profond de respect qu'ils ont à leur tour pour *autrui* ; ce qui revient à dire que plus un homme respecte la dignité humaine dans les *autres*, plus elle doit être respectée dans sa *personne*.

Le sentiment de la dignité humaine a besoin d'être d'autant mieux cultivé qu'il est le fruit de l'expérience, de la réflexion et de la raison, et le principe de la *justice*. Sentiment de l'ordre intellectuel, et par conséquent supérieur, il ne prend naissance et ne se développe que peu à peu par l'expérience de la vie ; par la douleur et l'indignation que nous éprouvons à la suite d'un mal causé, d'une injure faite volontairement à notre individu, à notre personne ; par la réprobation que soulève en nous l'acte d'un homme qui nuit à l'un ou à plusieurs de ses semblables ; par la sympathie que nous inspire la victime ; par le remords que l'on éprouve à la suite d'une injure ou d'un mal faits à autrui ; par la connaissance de soi-même qui apprend à chacun de nous qu'il porte en soi la *fin* de sa naissance ; et enfin par la réflexion et la raison qui nous montrent que, malgré leurs différences, les hommes ont une identité d'attributs, d'essence, qui fait qu'offenser l'un, c'est injurier l'humanité dans la personne de l'offensé ; d'où naît la solidarité.

Après ces considérations, il ne faut pas vous étonner, Messieurs, si le sentiment de la dignité humaine est nul, ou presque nul, chez les enfants et chez les sauvages ; s'il est faible chez un grand nombre d'individus restés à la période d'enfance de l'humanité; et s'il n'est développé que chez les hommes cultivés et bien éduqués.

La *dignité* est, vous ai-je dit, le principe de la *justice* qu'un des plus profonds penseurs des temps modernes, Proudhon, a défini : *Le respect, spontanément éprouvé et réciproquement garanti, de la dignité humaine, en quelque personne et dans quelque circonstance qu'elle se trouve compromise, et à quelque risque que nous expose sa défense.* (1)

De cette définition, Proudhon a déduit celle du *droit* qui est pour chacun la faculté d'exiger des autres le respect de la dignité humaine dans sa personne ; et celle du *devoir* qui est l'obligation pour chacun de respecter cette dignité en autrui.

(1) De la justice dans la révolution etc. T. 1, p. 225. Bruxelles 1868.

Ces définitions suffisent déjà pour vous faire voir l'importance de la dignité humaine dans les relations sociales, et combien il est nécessaire de développer cette faculté.

S'il est vrai que la personne humaine doit toujours être respectée en *soi* et en *autrui*, s'il est vrai que la justice est due à tous, même aux hommes abjects ou criminels, il n'est pas moins vrai que si le sentiment de la dignité humaine, au lieu d'être considéré d'une façon *abstraite* et *générale*, a pour objet telle ou telle personne, il se gradue sur leurs manières d'être, sur leurs actes, sur leur situation, se développant d'autant plus que la personne qui l'inspire le mérite davantage par ses connaissances, ses talents, ses vertus et ses bienfaits, et par l'importance et l'élévation de ses fonctions.

Ainsi, un instituteur se rendrait grotesque s'il affectait la dignité et s'il exigeait le respect au degré qui convient à un ministre de l'instruction publique ; de même il serait profondément ridicule de respecter la personne humaine chez un simple soldat, comme on la respecterait dans un grand capitaine qui, par ses vertus, sa bravoure et son génie, a sauvé l'indépendance de son pays.

***

Ces remarques nous conduisent à la dignité professionnelle que nous définirons : *le respect de la personne humaine se manifestant dans l'ensemble des actes qui constituent une profession, et des manières d'être qui s'y rattachent.* Elles vous font aussi pressentir que le sentiment de la dignité professionnelle ainsi que ses modes d'expression, doivent être proportionnés aux difficultés, à l'importance et à l'élévation de l'objet et du but de la profession.

Si, sans grand dommage pour le bien public, bon nombre de professions vulgaires sont exercées par des individus qui manquent de dignité, il n'en est point de même de celles qui ont pour objet des fonctions exigeant beaucoup de connaissances difficiles à acquérir et délicates à appliquer, et s'occupant des intérêts, du bien être, du développement, de l'éducation, de l'honneur et de la vie des citoyens.

Dans celles-là, il est absolument nécessaire que les hommes qui les exercent, possédent à un haut degré le sentiment de la dignité de leur profession ; car il est pour eux un incitateur puissant qui les pousse à faire tout ce qu'il faut pour bien les remplir, et il est pour le public la meilleure et la plus sûre des garanties.

Parmi ces professions, je vous citerai celles qui ont pour objet la politique, la législation, l'administration publique, la justice, l'enseignement ; celles des officiers ministériels, des avocats et des médecins.

Il n'entre pas dans mon sujet de vous parler, en dehors de la médecine, de la dignité dans ces diverses professions ; encore moins des actes d'indignité qui s'y commettent trop souvent au grand détriment du bien public. Rappelez-vous seulement, Messieurs, que c'est principalement dans l'enseignement et dans la magistrature où l'on rencontre le plus de dignité. Les anciens parlements ont été longtemps l'honneur de la France ; et l'on cite toujours avec plaisir la réponse que fit le conseiller de Turin à Henri IV qui lui disait: « Monsieur de Turin, je veux que M. de Bouillon gagne son procès. — Eh bien ! sire, lui répondit le magistrat, il n'y a rien de plus aisé, je vous l'enverrai et vous le jugerez vous-même. »

Et cette autre qui fut faite, par de Lamoignon chargé de présider la chambre de justice qui devait juger Fouquet, à Colbert, qui, impatient d'obtenir une condamnation, lui demandait son opinion sur la cause : « Un juge, lui répondit Lamoignon, ne donne son avis qu'une fois et sur des fleurs de Lys. »

***

J'arrive à notre profession, et je soutiens, Messieurs, que s'il est un art qui exige absolument chez ceux qui l'exercent, un sentiment profond de dignité professionnelle, c'est sans contredit la profession de médecin. En effet, la médecine est la science de l'homme, et rien de ce qui est humain ne lui est étranger : elle a pour objet l'étude de ses divers modes d'activité, physiques, intellectuels et moraux ; elle dissèque toutes les parties de son organisation et pousse l'analyse jusqu'à l'élément le plus simple et la particule la plus déliée ; elle en suit l'évolution depuis la fécondation de l'ovule jusqu'à la dégénérescence sénile; elle observe les phénomènes normaux et anormaux dont la matière organisée est le siège, depuis les plus simples de l'ordre physique jusqu'aux plus délicats et plus complexes de l'ordre conscient ; elle étudie les conditions de milieu, extérieur et intérieur, qui président à la manifestation des uns et des autres, et s'efforce de découvrir les lois qui les régissent afin de pouvoir maintenir ou ramener les fonctions de l'organisme à leur état normal; elle remonte le cours des âges pour expliquer, par la transmission héréditaire, une foule de phénomènes physiologiques ou morbides qui se présentent à son observation ; elle plonge dans l'avenir en prévoyant les maux dont l'hérédité menace les générations futures ; elle suit également l'évolution dans l'espèce depuis l'homme préhistorique jusqu'à nos jours ; elle constate son action civilisatrice et recherche l'influence qu'il en a subie au point de vue physiologique et pathologique; elle le voit, tantôt heureux, tantôt victime de ses connaissances, de ses progrès, de ses coutumes, de ses maux, de ses illusions, de ses préjugés, et de ses erreurs.

Partout, dans ce vaste océan humain, où tout s'agite et se renouvelle sans cesse, où l'instabilité est le seul caractère constant, la médecine a toujours l'occasion d'exercer son action tutélaire et bienfaisante.

Elle s'occupe de l'homme depuis la conception jusqu'à la mort, elle l'observe et le soigne dans les chaumières comme dans les palais, dans le hameau le plus petit comme dans la cité la plus populeuse; elle s'intéresse à ses joies, à ses tristesses et à ses malheurs ; elle lui donne ses conseils jusque dans les réjouissances publiques ; elle lui apporte ses consolations, ses encouragements et ses secours dans toutes les calamités sociales, aussi bien dans les épidémies les plus funestes que dans les guerres les plus meurtrières; elle apprend aux hommes de gouvernement que la vraie politique doit s'inspirer des données fournies par la science qu'elle cultive, la biologie ; elle éclaire les législateurs en leur démontrant que les lois écrites doivent être basées sur les lois naturelles ; sur la connaissance de l'homme, de ses besoins, de ses facultés, de ses habitudes, de ses mœurs et de ses croyances ; elle éclaire et conseille l'administration dans toutes les questions d'hygiène et de salubrité publiques ; elle éclaire les magistrats dans une foule d'affaires où l'application des lois est subordonnée à ses décisions.

Partout, elle est à même de prendre en main les intérêts les plus chers de l'être humain ; elle se montre sensible aux cris de la douleur ; elle écoute les plaintes du malheur ; elle reçoit les confidences de la misère et de l'infortune, celles du chagrin et du désespoir ; elle apporte la guérison chez les uns ; aux autres toujours des consolations et des calmants ; elle sauve l'honneur, la liberté et quelquefois la vie d'un citoyen, menacés par la calomnie, l'ignorance ou la passion ; elle contribue à protéger les sociétés contre la cupidité des falsificateurs, contre le crime, contre l'insalubrité et contre les épidémies ; partout enfin elle exerce, ou elle est à même d'exercer une action qui peut toujours être bienfaisante, toujours utile, et qui est souvent nécessaire.

Dites-moi, Messieurs, s'il est une science, s'il est un art qui soient aussi essentiellement humains que la médecine ? Dites-moi s'il en est un qui exige des connaissances aussi variées et aussi étendues, qui offre un objet aussi vaste, qui présente des difficultés aussi grandes, et qui soit aussi utile, aussi nécessaire à l'homme ? Et, convenez qu'une telle science ne peut être cultivée avec succès, qu'un tel art ne peut être exercé avec fruit, et produire tout le bien qu'on a le droit d'en attendre, qu'autant que ceux qui l'étudient et l'appliquent seront animés d'un profond sentiment de respect de la personne humaine, en eux-mêmes et en autrui ; qu'autant que la dignité professionnelle sera élevée chez eux à la hauteur d'un Culte.

Cette noble faculté, qui fait le plus grand honneur aux médecins qui la possèdent, est pour le public, je le répète, la meilleure et la plus sûre des garanties. Cette garantie lui est d'autant plus nécessaire que la médecine est un art que les ignorants habiles, que les charlatans peuvent, malgré les maux qu'ils causent, exercer avec une fausse apparence de succès qui en impose au vulgaire ; un art qui, dans les mains des indignes, nuit trop souvent aux intérêts privés et publics ; un art enfin pour lequel celui qui l'exerce n'a souvent d'autres juges que sa conscience.

***

En quoi consiste et comment se manifeste la *dignité médicale* ? Il y a *dignité médicale*, et le médecin en est l'expression, toutes les fois que, dans ses rapports professionnels, soit avec la science, soit avec ses confrères, soit avec les malades et le public, soit avec les diverses autorités, il témoigne, par ses manières d'être et par ses actes, *le respect de la personne humaine.*

Le médecin se conduit avec dignité :

1° D'abord en manifestant par ses actes, par son habitude extérieure et par sa conduite, le *respect de soi-même ;* c'est-à-dire, en ne se livrant à la pratique de la médecine qu'après s'y être bien préparé par de fortes et solides études ; en continuant par la réflexion et le travail à exercer et à développer ses facultés intellectuelles et morales ; en ayant de la tenue, des manières nobles et bienveillantes sans affectation ; en utilisant sagement les divers modes de son activité et en usant de tout avec mesure; en se montrant circonspect et discret ; en évitant d'user de procédés charlatanesques, n'attendant le succès dans la clientèle que de sa dignité, de son savoir, de ses talents et de son dévouement ; en ayant, en un mot, des mœurs pures et un caractère irréprochable, et toujours pour guides et pour buts, le vrai, l'honnête et le bien.

2° Le médecin se conduit avec dignité en respectant et en faisant respecter la science et l'art médical. En agissant ainsi, il montre qu'il ne méconnaît point que la science et l'art sont les résultats des méditations, des veilles, des efforts et des travaux de milliers et de milliers de praticiens, d'observateurs et de savants ; et que ces acquisitions lui fournissent les moyens d'exercer utilement la pratique de la médecine. Ce respect est un respect indirect de la personne humaine dans ceux qui ont fait les acquisitions scientifiques et pratiques, et dans ceux qui en profiteront.

3° Dans ses rapports avec ses confrères, le médecin fait preuve de *dignité médicale* en les respectant. Il les respecte en rendant justice à leurs qualités, à leur mérite et à leurs travaux ; en les défendant lorsqu'ils sont injustement attaqués ou frappés ; en s'abstenant de les déprécier ou de les desservir en secret, encore moins de les calomnier ou de se livrer à des imputations mensongères et malveillantes, dans le but de porter atteinte à leur honneur et à leur considération ; en évitant de leur détourner les malades par n'importe quel moyen ; en agissant, en un mot, à leur égard, toujours mû et guidé par le sentiment de la bienveillance et l'esprit de justice. Ceci revient à dire que c'est faire acte de dignité que de faire la part des bons et des mauvais médecins, des honnêtes et des malhonnêtes.

« En cela, comme en tout, écrit Dechambre, (1) il faut être conséquent ; en aimant les confrères honnêtes on détestera et on écartera autant que possible ceux qui ne le sont pas. Qu'on ne s'étonne pas de voir faire une place à la haine dans un pacte de confraternité ; la haine du vice est une vertu ; la séparation du bon grain d'avec le mauvais est un précepte allégorique de l'évangile. L'indifférence à l'égard des choses déshonnêtes, est bien près d'être une complicité. Le monde est plein de ces gens aimables, serviables, souriants, doucereux, amis de tout le monde, enveloppant bons et mauvais dans la même caresse superficielle et banale, et n'aimant pas qu'on leur signale un méfait, de peur d'avoir à en donner leur avis. » (1)

C'est en agissant avec cette aveugle indifférence et cette coupable bienveillance qu'on encourage les charlatans et les guérisseurs tarés. Mais « ce n'est pas là, ajoute Dechambre, comprendre et pratiquer pleinement la confraternité, parce que ce n'est pas défendre les intérêts du corps. Avec le bon cœur il faut aussi du caractère. »

4° Dans ses rapports avec le public et avec les malades, le

(1) Le médecin p. 311. Paris 1883.

médecin agit avec dignité en s'abstenant soigneusement d'éveiller l'attention publique par des réclames, ou d'effrayer les populations dans le but d'attirer à soi les personnes souffrantes ou celles qui craignent l'être ou le devenir.

Il agit avec dignité toutes les fois qu'il se conforme aux préceptes de la *loi morale*, c'est-à-dire, en se rendant à l'appel des malades qu'il doit observer avec attention, traiter avec sagacité, consoler et rassurer à propos, sans jamais oublier de les considérer, non comme un *moyen*, mais toujours comme un *but* ; jamais comme un sujet d'expériences, de réclames ou d'exploitation, mais toujours comme des personnes humaines qui doivent être d'autant mieux respectées, qu'elles sont moins à même d'exiger le respect. « Tout malade, écrit Hufeland, est un temple de la nature. Ne t'en approche qu'avec crainte et respect, en écartant de toi l'irréflexion, les calculs de l'intérêt personnel, les inspirations d'une conscience trop large ; alors la nature laissera tomber sur toi un regard de bienveillance, et te dévoilera son secret (1). »

Le médecin agit encore avec dignité toutes les fois qu'il sait faire respecter à propos sa personne et son art par ses malades et par le public.

5° Dans ses rapports avec les diverses *Autorités* administratives, ou autres, le médecin fait œuvre de dignité en leur donnant un concours dévoué lorsqu'elles agissent conformément à la justice et à l'intérêt général, et en le leur refusant ou en les combattant toutes les fois qu'elles profitent de leurs fonctions pour agir contrairement à ces nobles buts.

Le médecin fait également preuve d'une *haute dignité professionnelle* en se gardant de ramper auprès des hommes au pouvoir et de les flatter pour obtenir des distinctions ou des faveurs ; en leur refusant ses services pour des projets ou des actions contraires au but de sa noble profession; en s'abstenant, en un mot, de faire jamais acte de servilisme ; et en n'hésitant pas à les combattre lorsque, par des décisions injustes et arbitraires, ils portent atteinte à la dignité du corps médical dans l'un ou plusieurs de ses membres.

(1) Manuel de médecine pratique p. 58. Paris 1848.

Si nous jetons un coup d'œil sur l'histoire de la médecine, depuis les temps les plus reculés jusqu'à nos jours, il nous sera facile de rencontrer çà et là des médecins, qui, sentant profondément la noblesse et la grandeur de leur art, ont su respecter la personne humaine en *eux* et en *autrui*, et ont profité de leur profession pour la faire respecter.

Permettez-moi de vous citer quelques exemples. Ils auront pour effets de rendre hommage à la mémoire de nobles caractères, et de contribuer à développer le sentiment de notre dignité professionnelle en éveillant en nous le désir de les imiter.

Phalaris, tyran d'Agrigente, avait pour médecin Polyclète en qui il avait mis toute sa confiance. Des conspirateurs s'efforcèrent en vain de le déterminer à attenter à la vie de ce prince — Phalaris, ayant eu connaissance de ces tentatives, s'écria : «La médecine est plutôt l'art d'un Dieu que celui d'un homme, et le mérite de Polyclète est au-dessus de toute louange.»

Hippocrate fut un grand médecin qu'on ne se lasse pas, et avec raison, de proposer comme modèle à l'admiration de ses disciples. Il fut grand, non-seulement pour avoir rendu à la médecine son autonomie en l'affranchissant de la tutelle superstitieuse des prêtres d'Esculape ; pour avoir transporté dans cette science l'esprit philosophique et la méthode d'observation ; pour avoir analysé les maladies, formulé les indications curatives et en avoir tracé le tableau avec une sagacité qui fait honneur à son génie et fera, dans tous les siècles, l'admiration des vrais médecins ; mais il le fut aussi par la beauté et la noblesse de son caractère.

Il est admirable par la haute idée qu'il avait de la médecine, de son objet et de ses difficultés ; par sa constante sollicitude pour les malades qu'il s'efforçait de guérir ou de soulager ; par un sentiment très-vif de ses devoirs professionnels ; par une préoccupation continuelle de la dignité médicale, et par une aversion profonde contre ceux qui la compromettent par leur conduite, charlatans ou autres.

Dans son livre *De la bienséance*, il n'hésite pas à s'écrier que le médecin philosophe est égal aux Dieux : « Il n'y a pas, dit-il, une grande différence entre la médecine et la philosophie, et tout ce qui convient à la philosophie s'applique également à la médecine : désintéressement, bonnes mœurs, modestie, simplicité, bonne réputation, jugement sain, sang-froid, tranquilité d'âme, affabilité, pureté, gravité du langage, connaissance des choses utiles et nécessaires à la vie, fuite des œuvres impures, absence de toute crainte superstitieuse des dieux, grandeur d'âme divine. Il est de l'essence de ces deux sciences de faire éviter l'intempérance, le charlatanisme, l'insatiable avidité, les appétits déréglés, la rapine, l'impudence. »

Dans le *serment*, qui est considéré comme un des plus beaux monuments de la littérature grecque, Hippocrate formule, avec son élégante concision, une foule de nobles préceptes qui sont l'expression d'un profond sentiment de dignité professionnelle et donnent à l'art de la médecine quelque chose de solennel et de sacré.

Dans le livre intitulé *la loi*, il s'élève contre les médecins ignorants et conseille ce qu'il faut faire pour devenir un bon praticien ; dans celui *de l'art* il proclame que c'est un but et une œuvre d'intelligence de faire des découvertes ou de les perfectionner, et il flétrit les médecins qui, par malveillance, dénigrent et calomnient les œuvres des savants ; dans celui *du médecin*, il formule encore une série de préceptes sur la conduite du praticien : personne, vêtements, langage, caractères etc. « Le médecin doit, dit-il, avoir l'air méditatif, non pas chagrin, autrement il paraîtrait arrogant et misanthrope . . . .
que l'honnêteté l'accompagne dans toutes les relations ; l'honnêteté doit, en beaucoup de circonstances, offrir un ferme appui, et pour le médecin en particulier c'est un gage précieux dans ses relations avec ses clients. »

Hippocrate fut aussi un digne citoyen, un courageux défenseur de la liberté. Sa réponse au roi de Perse en est un témoignage éclatant. Ce pays était ravagé par la peste. Artaxerxès, ayant appris la grande réputation du médecin de Cos, le pria de venir dans ses états lui promettant tous les honneurs et toutes les récompenses qu'il pourra désirer. Hippocrate répondit par ces mots : « J'ai dans mon pays la nourriture, le vêtement et le couvert : je n'ai besoin de rien. Comme Grec, il serait indigne de moi d'aspirer aux richesses et aux grandeurs des Barbares : et je n'irai point servir les ennemis de ma patrie et de la liberté. »

Cette noble et fière réponse, généralement admirée, a rencontré quelques critiques. Mais, au nom de quel précepte un médecin serait-il tenu d'abandonner les siens pour aller guérir ceux dont les bras, armés d'un fer assassin, menacent la famille de celui dont ils implorent les secours ?

Dans une semblable circonstance, un disciple d'Hippocrate, Dexippe de Cos, ne montra pas moins de dignité. Appelé par Hécatomnus roi de Carie, pour traiter ses fils Mausolus et Pixodarus, il lui fit répondre qu'il ne se rendrait à son invitation s'il ne cessait de faire la guerre à sa patrie. La dignité de Dexippe força Hécatomnus à faire la paix.

Apollophanes, médecin d'Antiochus le grand, roi de Syrie, déjà célèbre par ses talents et son habileté professionnelle, n'hésita pas à faire respecter la dignité de ses compatriotes, dans des circonstances et par un acte de courage qui pouvaient lui coûter la vie. Mû par l'amour du bien public, il entreprit seul la tâche redoutable d'éclairer le roi sur les actes d'Hermias, premier ministre, qui répandait dans le royaume la désolation et la terreur par ses concussions et ses violences, sans que personne osât porter plainte contre lui. Antiochus fit surveiller la conduite de son ministre qui fut reconnu coupable et condamné à mort. « Cette action d'Apollophanes, dit un de ses biographes, apprend aux médecins qu'il y a des occasions où ils peuvent faire un bon usage du libre accès qu'ils ont auprès des princes. »

Le médecin de Jules César, Antistius, n'hésita pas à se conduire avec une parfaite et courageuse dignité dans des circonstances tragiques où il était dangereux d'intervenir.

Les conjurés venaient d'assassiner César ; ils s'étaient acharnés sur cette homme désarmé avec tant de violences qu'ils lui portèrent vingt-trois coups et se blessèrent les uns les autres. Les sénateurs épouvantés s'enfuyaient, et beaucoup, incertains sur les conséquences de ce crime, se demandaient s'ils devaient approuver ou blâmer les conjurés.

Au milieu de l'étonnement, de l'effroi général, et sans consulter le danger qu'il peut courir, Antistius n'hésite pas à faire son devoir de médecin : il voit le cadavre de Jules César, il examine les blessures, et il juge que la mort a été déterminée par celle qui pénétrait dans la poitrine.

« Il est des esprits ombrageux, écrit Bordeu, qui auraient regardé cette action d'Antistius comme une grande imprudence. Des témoins apostés à cette scène, auraient pu laisser quelque louche sur la conduite du médecin. Quel est l'acte honnête et charitable que la calomnie ne peut empoisonner ? » (1)

Je franchis, Messieurs, une longue période de siècles pendant la suite desquels la médecine, après s'être développée avec l'école méthodique, avec Galien et quelques uns de ses successeurs, a subi la fâcheuse décadence qui a frappé les sciences, et j'arrive à Rhazès le plus célèbre représentant de la médecine arabe.

En passant, je vous signalerai Alexandre de Tralles qui apparaît au septième siècle comme une grande et noble figure médicale, remarquable par l'esprit philosophique et l'amour de la vérité qui règnent dans ses écrits ; par l'élévation de ses sentiments et la dignité de son caractère ; possédant, ainsi que beaucoup d'anciens, écrit Freind, une haute opinion du bien général des hommes. (2)

Je vous signalerai également, avant de vous parler de Rhazès, un médecin arabe qui vivait au neuvième siècle. C'est le fameux Honain, à qui un calife offrit une somme considérable, à la condition qu'il lui indiquerait un poison capable de donner la mort sans laisser de trace. Le médecin lui répondit qu'il connaissait des médicaments et non des poisons. Après avoir été, pendant un an dans un cachot où il se livre à l'étude, le calife lui renouvelle les mêmes offres et le menace de peines plus fortes. Honain se borne à lui répondre : La religion m'ordonne de ne pas faire de mal ; la médecine est exclusivement destinée à soulager l'humanité. Le calife saisit d'admiration s'écrie : vos lois sont sublimes ! et il le fait revêtir de vêtements royaux.

(1) Œuvres complètes T. II p, 628. Paris 1818.

(2) Histoire de la médecine 1re partie p. 153.

Dans le cours du neuvième et du dixième siècle a vécu Rhazès, considéré à juste titre comme le chef de la médecine arabe. Animé d'une haute idée de la médecine et d'un vif sentiment de dignité professionnelle, Rhazès fut un grand médecin par son savoir, par sa réputation, par ses écrits, et par le noble exercice de sa profession. Il a laissé sur les qualités nécessaires au médecin des maximes devant lesquelles il faut s'incliner respectueusement. En voici quelques extraits : «Il est, dit-il, d'une très-grande importance de considérer en premier lieu, comment et à quoi le médecin que vous voulez choisir a employé son temps et comment il s'est appliqué dans ses études particulières. Si on peut être certain qu'il a lu, et examiné les livres des anciens médecins, avec diligence et application . . . . nous pouvons avec justice concevoir une bonne opinion de lui. Si au contraire nous trouvons qu'il a employé la meilleure partie de son temps à toute autre chose . . . . ; s'il paraît se plaire avec excès à la musique, à boire, et à d'autres mauvais déportements, nous ne pouvons pas estimer beaucoup, ni sa personne ni son savoir . . . . Il faudra considérer ensuite quel est son génie ; s'il a de l'esprit, quel en est le tour. . . . . s'il a appris l'art de bien juger. . . . . s'il entend bien lui-même ce qu'il a prétendu étudier, ou s'il ne l'entend pas . . . . s'il s'est adonné à visiter les malades, et s'il a réussi à les guérir de leurs maladies. . . . . Si quelque écolier, prétendant savoir quelque chose, se donne pour un maître quoiqu'il ne sache rien ; ou s'il n'a seulement que quelque petit commencement, quelque ébauche de science, s'il entend peu ce qu'il lit, ou du moins s'il n'a pas encore l'usage, et le jugement que demande sa profession, on ne doit nullement se fier à lui, ni se reposer aucunement sur ses talents. . . . .(1)»

Voici un fait qui fait honneur à sa candeur autant qu'à sa dignité. Passant dans une rue de Cordoue, il voit un groupe se former et apprend qu'un citoyen vient de tomber mort. Il s'approche, examine le sujet, demande des verges, les distribue aux assistants, les invite à l'imiter, et frappe avec la sienne sur le corps immobile du citoyen, spécialement sur la plante des pieds. Au bout d'un

(1) Freind loc. cit. 2e partie p. 98.

quart d'heure l'homme, considéré comme mort, revient à lui au milieu des acclamations de la foule qui crie au miracle. Almansor, informé de l'événement, fait venir Rhazès et lui dit : « Je vous connaissais pour un excellent médecin, mais je ne vous croyais pas homme à ressusciter les morts ». Rhazès, au lieu de profiter de cette heureuse circonstance pour grandir son mérite, répondit simplement : « J'avoue que j'entends la médecine, mais je ne sais pas rendre la vie aux hommes ; c'est l'ouvrage de Dieu. » Et, il expliqua qu'il n'avait fait qu'imiter ce qu'il avait vu faire avec succès par des arabes dans les déserts, au moment de son voyage de Bagdad en Egypte.

Almansor, frappé par ce récit et par la noble sincérité de Rhazès, lui dit que son pays pouvait se vanter de posséder en lui un Galien. Rhazès répliqua modestement *que l'expérience vaut mieux que le médecin.*

Il y a quelques siècles, Messieurs, alors que des conceptions fausses et délirantes surgissaient dans la généralité des esprits ; qu'elles engendraient le fanatisme et la cruauté ; que ces féroces passions s'étalaient brutalement dans le sanctuaire de la justice ; qu'elles s'acharnaient, sous son égide, contre de malheureux innocents accusés de sorcellerie ; qu'elles les condamnaient à expier dans les tortures et sur le bûcher des crimes chimériques, un homme apparait ; c'est le médecin *Jean de Wier*. Il pense vrai dans un milieu et à une époque où tout le monde déraisonne ; en face de criminelles procédures il conserve le sentiment du juste, alors que les magistrats sont inconsciemment iniques ; en présence des tortures et des bûchers et lorsque tout le monde applaudit à ces atrocités, il garde, profondément gravé au fond du cœur, le respect de la personne humaine. Indigné, et sans se préoccuper des risques et des périls qu'il va courir, il a le courage de publier un livre, *De præstigiis dœmonum*, dans lequel il s'élève contre des croyances séculaires, dans lequel il attaque avec véhémence les tribunaux qui jugent les prétendus sorciers, et flétrit les juges par les apostrophes les plus violentes.

Honneur à ce grand citoyen qui « eut, écrit Axenfeld, le culte de la raison en un temps où les plus sages extravaguaient, et la passion de la justice quand, autour de lui, les meilleurs étaient injustes et féroces. (1)» ; honneur à la mémoire de ce digne médecin qui, au nom de la science, s'efforça de faire respecter la dignité humaine dans de malheureux malades, et eut le courage d'entamer une lutte, qui, après des efforts séculaires, s'est terminée par le triomphe de la raison et de la justice !

Le Pas-de-Calais a fourni, il y a deux siècles, un médecin qui, par sa haute et profonde dignité, fait honneur à notre profession et à notre département. C'est Georges Mareschal, né à Calais en 1658, nommé premier chirurgien de Louis XIV en 1703, et fondateur de l'académie de chirurgie dont il présida la séance d'inauguration le 18 décembre 1731.

Dans la cour du roi-soleil, foyer de corruption et d'intolérance religieuse, Mareschal sut toujours maintenir la dignité de son art à une hauteur qui a frappé ses contemporains.

Saint-Simon le peint dans ses mémoires « comme le premier des chirurgiens en habileté et en réputation ; comme un homme plein d'honneur, d'équité, de probité et d'aversion pour le contraire ; droit, et fort capable de servir, et, par équité ou par amitié, de se commettre très-librement à rompre des glaces auprès du roi, quand il se fut bien initié. . . . . »

Parmi les traits qui peignent la dignité de ce célèbre chirurgien je vous en citerai deux. Il était chirurgien du roi depuis un an à peine lorsqu'il fut mandé pour amputer la jambe à une religieuse de Port-Royal. Les courtisans instruits de ce cas s'efforcèrent de dissuader Mareschal en lui représentant qu'il se compromettrait en allant porter les secours de son art dans une congrégation maudite par la cour ! ! ! L'honnête chirurgien ne tenant aucun compte de ces conseils résolut de répondre à l'appel qui lui était fait, et conta l'affaire au roi qui le laissa libre de se rendre à Port-Royal.

Le second fait encore plus d'honneur à la dignité de son caractère. C'était en 1710 ; le dauphin, le duc, la duchesse de Bourgogne et leur fils aîné venaient de mourir coup sur coup. Sur les bruits mis en circulation par Me de Maintenon et ses partisans, la cour et l'opinion publique accusèrent hautement d'empoisonnement le duc d'Orléans, sous prétexte qu'il avait un laboratoire

(1) Conférences historiques p. 383 Paris 1866.

dans lequel il faisait de la chimie avec Homberg. Louis XIV, finissant par partager les préventions qui l'entouraient, était sur le point de faire subir au duc d'Orléans l'opprobe d'un jugement public.

Mareschal, convaincu de la fausseté de ces accusations forgées par l'ignorance, l'intrigue et la passion, n'hésita pas à combattre seul le sentiment de toute la cour, et à profiter des fréquentes conversations qu'il avait avec le monarque pour dissiper les préventions semées dans son esprit. Ses efforts furent couronnés de succès ; le jugement n'eut pas lieu, et la postérité, mieux éclairée, partage l'avis de Mareschal et rend hommage à la perspicacité et à la dignité qu'il a montrées en cette grave circonstance.

Le successeur de Mareschal, comme premier chirurgien de Louis XV, Lapeyronie, porte un nom dont la mémoire vivra éternellement dans le cœur des vrais médecins. C'est lui qui fut, aidé de Mareschal, le créateur de l'Académie royale de chirurgie. Ce fut une idée de génie, dit Guardia, que celle de réunir en corps tous les chirurgiens du royaume pour les faire travailler à la régénération d'un art jusqu'alors avili (1). J'ajoute que ce fut une œuvre colossale de créer cette institution qui est un modèle du genre, qui marquera dans l'histoire de l'art, et dont les travaux feront l'étonnement et l'admiration de tous les médecins instruits des siècles à venir. Je dis que ce fut une œuvre de générosité sans pareille que celle de vouloir assurer l'existence de ce corps savant en lui léguant par testament des sommes extraordinaires.

De telles œuvres sont l'expression d'un amour profond et d'un sentiment très-vif de la dignité de l'art. Aussi, le nom de Lapeyronie sera-t-il toujours prononcé avec respect par les médecins qui aiment et exercent dignement leur profession.

Cet homme de bien, habile à distinguer les talents, fut secondé par deux chirurgiens qui ont constamment travaillé au maintien et à l'accroissement de la dignité professionnelle. Le premier, Quesnay, a été comparé à Socrate ; et il a mérité que l'on puisse dire de lui, comme du philosophe athénien, que son histoire était celle de la morale. Le second fut le célèbre Louis qui succéda à

(1) Histoire de la médecine p. 178. Paris 1884.

Quesnay en qualité de secrétaire perpétuel de l'académie de chirurgie. Par ses nombreux travaux et surtout par ses éloges qui sont l'expression d'un sentiment très-élevé de la dignité médicale, Louis a laissé un nom impérissable.

A une époque plus rapprochée de nous, deux hommes nous ont donné, malgré les entraînements périlleux auxquels ils étaient exposés, de beaux exemples de dignité professionnelle.

J'ai nommé *Corvisart* et *Larrey*.

Corvisart, médecin de Napoléon 1er, sut toujours garder sa dignité au milieu d'une cour remplie d'intrigants, de valets et de mendiants. Un jour l'empereur lui remet un brevet nommant son frère à un poste élevé. « Permettez, s'écria Corvisart, que je refuse pour mon frère. La place exige une capacité qu'il n'a pas. Je sais qu'il est pauvre, mais c'est mon affaire. » L'empereur se tournant vers le ministre qui avait fait le travail lui dit : « En connaissez-vous beaucoup comme celui-là ? »

Napoléon, préoccupé d'avoir un héritier et n'en espérant plus de Joséphine, avait imaginé, d'accord avec l'impératrice, un projet qui ne pouvait s'exécuter sans le concours de Corvisart à qui il le confia en ces termes : « Si je parviens, lui dit-il, à m'assurer de la naissance d'un garçon qui sera mon fils à moi, je voudrais que témoin du feint accouchement de l'impératrice, vous fissiez tout ce qui serait nécessaire pour donner à cette ruse toutes les apparences de la réalité. »

Corvisart, voyant que l'empereur lui demandait de se faire l'instrument d'un artifice qui avait entre autres effets, celui de tromper le peuple français, refusa net, en déclarant à Napoléon qu'il ne se prêterait jamais à l'exécution d'un projet qui blessait sa probité et offensait sa dignité. L'empereur se le tint pour dit et eut recours au divorce.

Par son savoir, son immense activité et son dévouement inépuisable ; par sa probité et la noblesse de son caractère, le baron Larrey est un médecin qui a élevé, aux yeux de toutes les nations et de la postérité, la dignité de sa profession et celle de la chirurgie française, à un degré qu'il sera donné à jamais, à peu de médecins d'atteindre. « Il avait dans l'âme, écrit Pariset, il avait dans les mains, et jusque dans les doigts, pour ainsi dire, cette touchante et sainte maxime de Térence, qui, entendue pour la première fois au théâtre, émut si vivement le peuple romain: « *je suis homme, rien de ce qui est humain n'est étranger pour moi* (1) »

Il prodiguait ses soins indistinctement à tous les blessés ; les militaires l'adoraient et l'avaient surnommé la *providence du soldat*. Où trouver dans l'histoire, à l'égard d'un médecin, un témoignage de sympathie aussi touchant et aussi attendrissant que celui dont Larrey fut l'objet, au moment du passage de la Bérésina ? Arrivé sur la rive gauche il s'aperçoit qu'il a oublié des caisses d'instruments de chirurgie qui lui sont nécessaires. Il repasse sur la rive droite ; l'un des ponts se rompt ; la foule se précipite vers l'autre pont formant un flot compact où le fort écrase le faible ; Larrey entraîné dans le mouvement va périr étouffé ; il se nomme, on le reconnait ! Aussitôt des milliers de soldats dont l'âme tressaille au nom de Larrey s'écrient : *Sauvons celui qui nous a sauvés ! qu'il vienne, qu'il approche !* Au même instant, ces hommes que la panique et le désespoir avaient rendus furieux, s'écartent pour faire place à celui qui fut leur providence ; Larrey arrive au pont ; le traverse transporté de main en main dans les bras des soldats ; il touche la rive gauche du fleuve ; et un instant après le second pont se rompt, entraînant dans les flots, hommes, femmes, enfants etc, innocentes victimes de l'orgueil insensé d'un génie funeste.

L'opposition énergique que Larrey fit à l'empereur dans le cours de la campagne de Saxe est un bel exemple de dignité professionnelle qui mérite d'être cité. Pendant cette campagne, 2632 militaires furent accusés de s'être mutilés volontairement pour se soustraire au service militaire. Napoléon, convaincu et indigné, veut faire un exemple. Larrey, bien que seul de son avis, n'hésite pas à s'élever contre la conviction du maître en soutenant que ces militaires sont l'objet d'une accusation calomnieuse ; et leur innocence est proclamée après l'enquête et l'examen d'un jury présidé par Larrey, qui parvint à calmer la colère de l'empereur tout en lui faisant prendre des mesures équitables à l'égard des blessés.

(1) Pariset, Histoire des membres de l'académie royale de médecine etc, T II, P. 498, Paris 1850.

Cette fermeté vis-à-vis de l'autorité absolue d'un despote, il la témoigne en face de la foule menaçante. Au moment de la révolution de juillet, Larrey, chirurgien en chef de l'hôpital du Gros-Caillou, reçoit les blessés de la garde. Le troisième jour, une foule furieuse assiège l'hôpital ; Larrey se présente et leur dit : « Quels sont vos desseins ? Qui osez-vous menacer ? Sachez que « ces malades sont à moi, que mon devoir est de les défendre, « et que le vôtre est de vous respecter vous-mêmes en respec- « tant des malheureux. » (1)

Cette illustre chirurgien, ce beau caractère qui a mérité, dit un de ses biographes, l'admiration de l'Europe entière, Napoléon, dans son testament daté de Sainte-Hélène et à l'occasion d'un legs de cent mille francs, l'a peint par ces mots : « C'est l'homme le plus vertueux que j'ai rencontré ; il a laissé dans mon esprit l'idée du véritable homme de bien. »

Je terminerai cette série d'exemples en ajoutant qu'en 1833, après les journées de juin qui ont ensanglanté Paris, l'autorité, effrayée, voulut ressusciter un édit de 1666 enjoignant aux hommes de l'art de dénoncer les blessés qu'ils avaient soignés. Un mouvement d'indignation s'empara des médecins de Paris, et Dupuytren, interrogé à cet égard, fit cette noble et fière réponse que l'histoire nous a transmise avec quelques variantes : « Nous avons vu des blessures, nous n'avons pas vu de visages. »

II

La description que je viens d'avoir l'honneur de vous faire ne serait point suffisante pour vous permettre d'apprécier toute l'importance de la *dignité médicale*, si je ne vous parlais du revers du tableau, c'est-à-dire de l'*indignité en médecine*. Certes, ce triste côté de notre noble profession n'offre rien d'attrayant ; il n'est propre qu'à inspirer le mépris et le dégoût. Mais, c'est déjà une salutaire impression, attendu que par sa nature, elle est destinée à nous mettre en garde contre cette lèpre professionnelle, et à nous déterminer à agir pour en diminuer les ravages.

L'indignité médicale apparaît lorsque le médecin témoigne,

(1) Pariset, loc. cit. p. 519.

par ses manières d'être et par ses actes, un manque de respect ou du mépris de la personne humaine, considérée en soi ou en autrui. Elle se montre sous des aspects tellement nombreux, tellement multiples et variés, qu'il ne serait guère possible d'en donner un tableau complet.

Je me bornerai à en tracer les grandes lignes.

Il y a *indignité médicale* toutes les fois que le médecin manque de respect envers *lui même,* soit par défaut de tenue, soit par intempérance, trivialité ou grossièreté de langage, soit par négligence de culture intellectuelle et morale,soit en se laissant aller à de mauvaises passions,soit en mendiant la clientèle,soit en recherchant les faveurs du pouvoir par des actes bas et serviles,etc,etc.

Il y a *indignité médicale* toutes les fois que le médecin ne respecte pas la personne humaine dans ses malades, soit en se livrant à la pratique de la médecine sans connaissances suffisantes, soit en négligeant de les examiner convenablement et d'étudier avec soin leurs maladies, soit en omettant de faire tout ce qui est au pouvoir de l'art pour les guérir ou les soulager, soit en leur manquant d'égards ou en leur refusant les consolations que réclament un cœur affligé et une âme attristée, soit en abusant de leur douloureuse situation et de leur crédulité pour les leurrer par les promesses mensongères, dans le but d'en faire des objets d'exploitation, des *moyens* destinés à donner satisfaction à de méprisables convoitises, etc, etc.

Il y a *indignité médicale* toutes les fois que le médecin ne respecte pas la personne humaine dans le public en usant, dans un but intéressé, de moyens propres soit à lui faire croire à la menace de maux chimériques, soit à grossir des maux réels pour semer parmi les populations la crainte et l'épouvante, soit à capter sa confiance pour exploiter ensuite ses craintes et sa naïve bonne foi, etc, etc.

Il y a *indignité médicale* toutes les fois que le médecin ne respecte pas la personne humaine dans ses confrères, soit en méconnaissant de parti pris leur mérite, leurs travaux et leurs services, soit en les critiquant à tort et à travers sans raison et sans justice, soit en s'efforçant de porter atteinte à leur honneur et à leur considération par des menées déloyales ou par des imputations calomnieuses, soit en se livrant à des ruses et à des intrigues dans le but de s'emparer de leurs clients, soit en allant leur disputer la clientèle jusque même dans les lieux où ils sont établis, soit en affichant une fausse philanthropie et une charité perfide, soit en usant de moyens de réclame tels qu'annonces, circulaires, avis, publications *ad hoc* etc, ayant pour objet d'attirer l'attention publique, et pour effet de se poser, aux yeux des malades, au-dessus de la généralité des médecins, pour le traitement de tel ou tel ordre de maladies, etc, etc.

La science médicale étant l'œuvre du travail d'un nombre incalculable de médecins, et la médecine fournissant les moyens de soulager ou de guérir les malades, il y a *indignité médicale* toutes les fois que le médecin ne respecte pas la personne humaine dans ses œuvres, c'est-à-dire dans la science, soit en niant à tort les acquisitions scientifiques et leur utilité, soit en s'efforçant de s'opposer à la marche du progrès, soit en faisant servir la science à des fins inavouables, etc., etc.

Enfin, il y a *indignité médicale* toutes les fois que le médecin néglige, par insouciance ou indifférence, par calcul intéressé ou sentiment malveillant, de repousser les atteintes apportées à sa dignité ou à celle de ses confrères, à la dignité de la science ou à celle du corps médical, soit par des particuliers, soit par le public, soit par l'autorité, qu'elle qu'en soit la forme.

Parmi les manières d'être et les actes qui sont, en médecine, l'expression de *l'indignité professionnelle* et la caractérisent, un grand nombre sont qualifiés et flétris du nom de *charlatanisme médical.*

En médecine, le *charlatan* est l'homme qui, mû par un vain besoin de renommée ou par la cupidité, et souvent par les deux à la fois, commence par fouler aux pieds tout sentiment de dignité professionnelle, pour cultiver dans ses semblables l'amour du merveilleux, la crainte de la douleur, des infirmités ou de la mort, et les attirer par l'art de la fascination, du mensonge et de la tromperie, afin de les exploiter facilement sous le couvert d'une fausse charité et d'une science polluée.

C'est surtout parmi les spécialistes que l'on rencontre le plus de charlatans, au point que la spécialité en médecine éveille souvent de grandes défiances dans le corps médical. Je m'empresse d'ajouter que ces défiances ne sont pas toujours justifiées. La spécialité est l'application d'un principe, la division du travail, qui s'affirme sous nos yeux, d'une façon éclatante et avantageuse, dans l'évolution des espèces et dans celle des sociétés. En médecine, elle a prouvé son utilité par les découvertes dont elle a enrichi la science ; et elle a toujours eu des représentants, qui, par leur dignité et leurs bienfaits, ont su mériter et obtenir l'estime et la considération du corps médical et du public. Mais, cette estime et cette considération, ils ne l'obtiennent et ne la conservent qu'à la condition d'être les enfants légitimes et de rester les enfants dévoués du spécialisme scientifique.

« Que ce lien, écrit Dechambre, entre la sience et l'art vienne à se rompre, que la spécialité s'installe sans cette marque d'une noble origine, à l'instant même elle devient suspecte. C'est précisément ce qui arrive. Chaque spécialité naît d'abord d'études spéciales, et par là répond à de vrais besoins, elle est un bienfait; puis, comme elle profite d'ordinaire à celui qui l'a créée, elle devient pour d'autres un appât. Les ambitions se précipitent vers cette nouvelle amorce de la fortune ; on se fait spécialiste, non par penchant, mais par calcul, et, de propos délibéré ; tout de suite, on se pose en maître dans un art qu'on est en train d'apprendre. Alors manquant d'une part, de la notoriété qui fait fructifier sans peine le spécialisme vraiment autorisé, et, de l'autre, exclu de la clientèle ordinaire par la qualité même qu'on s'attribue, on se trouve dans la nécessité, pour attirer à soi l'attention publique, de se livrer à des démonstrations très-apparentes, à hisser des signaux comme fait un équipage en détresse. Ce sont les nombreux cas de ce genre qui ont soulevé des défiances contre la spécialité (1) »

Les *médecins charlatans* se reconnaissent facilement aux moyens nombreux et variés qu'ils emploient pour capter la confiance du public et l'exploiter. Tantôt ils procèdent par intrigues, par menées souterraines, par des bassesses auprès des dépositaires du pouvoir ou par des compromis ; avides de distinctions honorifiques ils ne reculent devant aucune indignité pour en

(1) Loc. cit p. 115.

obtenir. Tantôt ils se font remarquer par leur assurance, par leur ton autoritaire et par leur impudente effronterie, ou bien ils « enfantent, dit Dechambre, de temps à autre, au sujet d'une maladie lucrative, un ouvrage dont la presque totalité des exemplaires passe du magasin de l'éditeur dans leurs mains pour être distribués aux confrères, en manière d'appel à la Consultation. » (1) Souvent ils ont recours aux publications extra-scientifiques pour proclamer de fausses découvertes et de faux succès, et s'attribuer de pompeux éloges ; ils ont aussi recours aux affiches, aux annonces, aux circulaires, aux cartes, aux réclames etc ; ils ne négligent rien pour attirer le public. Si les malades ne se présentent pas, ils courent au devant. Semblables à ces femmes ambulantes, d'un ordre séculier du 12e siècle, qui, au rapport de Sprengel, (2) se rendaient dans les villes où se tenaient les foires, les diètes et les conciles, et y servaient les ecclésiastiques sous le nom de *belles femmes*, beaucoup de ces charlatans se transforment en médecins ambulants : ils vont de ville en ville prostituer l'art médical et y disputer la clientèle aux médecins résidants ; ils s'efforcent d'attirer les malades par une foule de réclames, et ceux qui ont le malheur de s'égarer dans leur cabinet ne recouvrent pas aisément leur liberté. Là, les charlatans commencent par exagérer la gravité de leur affection, ils leur font croire à l'existence ou la menace de maux chimériques, puis ils les rassurent en leur affirmant qu'ils possèdent les moyens de les guérir. Une fois que par la crainte et l'espérance, ils se sont emparés de la volonté des malheureux patients, ils agissent sur eux à tort et à travers, prescrivent aux uns des traitements généralement inutiles ou même nuisibles, pratiquent sur d'autres des opérations souvent contre-indiquées, ne se souciant guère des résultats dont beaucoup sont mauvais et même déplorables, et se préoccupant avant tout de donner satisfaction à leur cupidité.

Il est aussi, Messieurs, des *médecins charlatans* qui parviennent à leurrer le public en procédant sous les apparences du désintéressement et de la charité. A les entendre, c'est pour

(1) Loc. cit. p. 97.
(2) Histoire de la médecine T. II. p. 377. Paris MDCCCXV,

obéir à la voix du devoir, c'est pour exercer la bienfaisance, c'est pour se mettre à la portée des malades s'ils vont se rendre périodiquement dans diverses localités sans y avoir été appelés. Ils ont l'air de prodiguer aux indigents des secours désintéressés : visites, consultations, opérations etc; «voilà, écrit Monfalcon, les moyens qu'ils emploient pour éveiller l'attention publique. Leur plus pressant besoin est d'être connus, rien ne leur coûte pour y parvenir. Dès qu'ils commencent à recueillir les fruits de leur bienfaisance intéressée, le masque tombe, et l'homme cupide paraît. » (1)

A propos de cette forme de charlatans, Guardia parlant de Lecat, s'écrie : *que le plus odieux des charlatanismes est celui qui emprunte les façons de la charité ou de la philanthropie* (2).

Je m'arrête, sans avoir exposé toutes les formes du charlatanisme, et tout en vous faisant remarquer que parmi les charlatans, les uns affectent particulièrement telle ou telle forme, d'autres affectent telle ou telle autre forme. Mais il en est qui n'en négligent aucune, ils les mettent toutes en pratique. Ceux-là constituent le type du parfait charlatan, du *charlatan complet*.

L'histoire de notre art est singulièrement maculée par celle des indignités et du charlatanisme en médecine. A toutes les époques il s'est montré des médecins indignes, des médecins charlatans. Mais, disons-le de suite à l'honneur de notre profession, à toutes les époques il s'est trouvé aussi des médecins ou des sociétés médicales qui se sont toujours respectés, et qui, par la noblesse de leurs sentiments et la fermeté de leur caractère, ont su faire respecter la dignité de l'art en blâmant les charlatans et les indignes, et en flétrissant leur conduite.

Galien nous a appris que Callianax, interrogé par un de ses malades anxieux de connaître l'issue de sa maladie, lui répondit par ce vers d'Homère :

«Patrocle est bien mort, lui qui valait beaucoup mieux que toi.»

L'histoire a recueilli le nom de ce médecin de l'antiquité pour lui donner un souvenir de mépris et d'indignation, et signaler sa

(1) Dict. des sciences médicales T. 31 p. 344.

(5) La médecine à traves les siècles p. 371 Paris 1865.

conduite aux médecins des générations à venir comme un funeste exemple à éviter.

Pline nous a transmis les noms de ces médecins charlatans qui ont exploité les romains si audacieusement et si fructueusement ; il nous a fait connaitre le fils d'un cardeur de laine, Thessalus, qui garda toujours l'empreinte de sa basse origine et de sa grossière éducation. Galien se chargea aussi de stigmatiser ce charlatan qui n'avait pour disciple que des valets de chambre hors de service, et à qui il promettait d'apprendre la médecine en six mois.

«Il se donna sur son tombeau, dit Pline, qui est le long de la voie appienne, le titre d'Iatronico (vainqueur des médecins). Aucun histrion, aucun palefrenier des cavales du cirque n'avait, quand il sortait en public, un cortège plus nombreux (1)».

Il fut éclipsé par Crinas de Marseille qui laissa en mourant dix millions de sesterces (2.100,000 fr.), après en avoir dépensé presque autant à construire les murs de sa ville natale et à en bâtir d'autres. De pareils succès tentèrent un autre Marseillais, Charmis, qui fit invasion dans Rome et devint célèbre en faisant le contraire de ses prédécesseurs. «Il n'est pas douteux, ajoute Pline, que tous ces gens-là, cherchant la vogue par quelque nouveauté, l'achetaient aux dépens de notre vie. . . . .
il est évident que le premier d'entre eux habile à pérorer devient aussitôt l'arbitre de notre vie et de notre mort. . . . .
. . . . Dans le fait c'est le seul art où on en croit tout d'abord quiconque se dit expert, quoique jamais l'imposture ne soit plus dangereuse. Mais c'est ce qu'on n'envisage point, tant on est séduit par la douceur d'espérer. Il n'y a d'ailleurs aucune loi qui châtie l'ignorance, aucun exemple de punition capitale. . . . . je passerai même sous silence l'avarice, les marchés cupides quand la destinée est pendante, les douleurs taxées, les arrhes prélevées sur la mort, et ces secrets du métier, par exemple : déplacer seulement, au lieu de l'extraire, le corps opaque dans l'œil. (2)»

Ces jugements de Pline, sur les médecins de Rome, ont été considérés comme trop sévères. Toutefois nous partageons sur

(1) Histoire naturelle, traduction Littré II p. 298 Paris. 1850
(2) Loc. cit p. 298 et suiv.

ce point l'avis de l'historien Sprengel qui écrit : « Nous n'avons cependant pas la moindre raison de regarder comme une calomnie tout ce qu'il dit des praticiens de Rome, et le mépris qu'il leur avait voué n'est pas entièrement injuste. A l'époque dont j'expose l'histoire, la capitale du monde était inondée de médecins, dont le but principal paraissait être d'acquérir des richesses et des honneurs ; d'élever leurs écoles sur les ruines des anciennes, et d'aveugler le peuple par l'établissement de nouveaux systèmes, ou par l'invention de méthodes inusitées (1). »

D'ailleurs, à l'appui des critiques que Pline nous a laissées sur les médecins qui exerçaient à Rome de son temps, nous avons celles du philosophe Eudemus qui les formula dans le but d'éclairer Galien et de le mettre en garde contre ses confrères : « Gardez-vous de croire, lui dit Eudemus, que les hommes « qui arrivent vertueux à Rome, s'y corrompent en aucune ma- « nière. Les médecins que vous voyez souvent arriver ici, per- « suadés que l'occupation ne leur manquera point, et que leurs « travaux seront mieux récompensés qu'ailleurs, portent avec « eux le germe de la corruption et de l'improbité. L'exemple les « entraine ; ils voient que des hommes qui ne valent pas mieux « qu'eux, ne laissent pas de s'enrichir, ils les imitent, et par- « viennent bientôt à l'excès de dépravation qui fait le sujet de « votre étonnement. Arrive-t-il que leur improbité perce aux yeux « de quelqu'homme honnête ? La ville est vaste ; on ignore « ailleurs leurs mœurs dépravées ; ils pourront encore trouver « des dupes. Car il est bon que vous sachiez qu'ils ne se décrient « point les uns les autres ; en cela, semblables aux voleurs, qui « sans cesse en guerre avec la société, sont toujours d'accord « entre-eux : je dirai même, qu'ils ne diffèrent des voleurs qu'en « ce qu'au lieu des montagnes, ils habitent les cités. Voilà les « causes qui donnent aux médecins de Rome la malheureuse « facilité d'accumuler les mauvaises actions en persévérant dans « l'iniquité. Il en est autrement dans les petites villes, où la « récompense attachée au crime ne vaut pas la peine qu'on le « commette. Les médecins qui s'y fixent, ne peuvent se livrer à « l'ambition des richesses. Ils se flatteraient en vain de paraître

(1) Sprengel, loc. cit., t. II, p. 128.

« aux yeux de leurs concitoyens, autres qu'ils ne sont en effet ; « et s'ils faisaient quelque faute, ils manqueraient de moyens « pour la cacher ; elle percerait, et leur réputation serait perdue « sans ressource. Le contraire arrive à Rome ; car rien de plus « facile que d'imposer à ceux dont on n'est pas connu, qui ne « présumant pas le vice, sont rarement en garde contre les pièges « de l'astuce et de la mauvaise foi. (1) »

Vers la même époque il s'est trouvé à Alexandrie des médecins assez indignes et de sentiments assez bas, pour applaudir aux prétendues guérisons miraculeuses d'aveugles et de paralytiques opérées dans cette ville par l'empereur Vespasien.

Rhazès a dépeint les imposteurs ou les charlatans qui fourmillaient de son temps avec des couleurs si vives et si vraies qu'il semble avoir écrit pour le temps présent. Voici quelques extraits de ses maximes : « Il y a tant, dit-il, de ces petits artifices avec lesquels les charlatans en imposent aux personnes crédules, qu'un livre entier, si j'avais dessein d'en faire un exprès, ne suffirait pas même à les comprendre tous. Mais rien n'égale leur impudence et leur effronterie. . . . .

Il y en a qui se vantent de pouvoir ôter des yeux ces petites taches blanches qui y croissent quelquefois. Mais avant d'introduire leur instrument dans l'œil, ils y mettent avec adresse un petit morceau de quelque chiffon de linge bien blanc ; et puis ils prétendent, en l'en ôtant avec leur instrument, que c'est là la petite tache blanche qu'ils en viennent d'ôter. . . . .

Les uns prétendent tailler un malade de la pierre. Ils font l'opération ; ont une pierre dans leur main qu'ils montrent ensuite, et ne manquent pas de dire qu'il y en avait deux dans la vessie, afin qu'on croie qu'ils en ont tiré celle-là . . . . Ces imposteurs ne passeraient pas si aisément qu'ils font, lorsqu'ils ont affaire à des personnes d'esprit et de jugement, si ce n'était que ces mêmes personnes ne s'imaginent pas qu'on les veuille tromper, et ne doutent nullement de l'habileté de ceux qu'ils employent . . . . (2) »

Rhazès recommande de ne point se confier au hasard aux char-

(1) Cité par Peyrilhe, histoire de la chirurgie, t. II, p. 514.
(2) Freind loc. cit. 2e partie P. 105

latans. Devenu vieux et aveugle par cataracte, il sut mettre ce conseil en pratique en demandant, à l'oculiste qui était sur le point de l'opérer, combien il y avait de membranes dans l'œil. L'opérateur ne sachant quoi répondre, il le congédia en lui disant : « Je ne confierai pas mes yeux à celui qui n'en connaît pas la structure. »

Le savant anatomiste Riolan ne fut pas un modèle de dignité. Hautain et grossier vis-à-vis de ses confrères, il écrivit, sous le voile de l'anonyme, un livre contre le doyen de la faculté de médecine de Montpellier dans lequel on lit : « voilà les rêveries d'un homme insensé qui mérite plutôt d'être étrillé en chien courtaud, tourne-broche d'une cuisine, que d'être admonesté de sa folie, d'autant qu'il n'a pas la raison de comprendre la répartie qu'on pourrait lui faire. »

S'agit-il du pouvoir, Riolan devient souple et rampant. Dans une adresse au roi Louis XIII pour obtenir un jardin botanique à Paris, il s'exprime ainsi : « Sire, vous estes en terre le vray pourctrait de la divinité, le chef-d'œuvre de Dieu, le soleil de la France, la première personne du monde, que Dieu a honoré de toutes les beautés et perfections du corps, embelli et rehaussé par-dessus les autres roys de toutes les vertus d'une âme divine et royale etc. (2) » Le reste continue sur le même ton.

Parmi les sociétés qui se sont préoccupées, ou se préoccupent de prévenir ou de réprimer l'indignité médicale et de combattre le charlatanisme, je vous citerai, d'abord le collège des médecins de Blois dont les statuts datant de 1626 sont remarquables. J'en extrais les articles suivants :

7. — *Nous n'aurons jamais recours à l'intrigue ni à aucun moyen détourné pour nous frayer un chemin jusqu'aux malades; une réputation de science, d'habileté seront nos seuls protecteurs auprès d'eux.*

9. — *Quiconque aura connaissance de quelque atteinte portée à la dignité de medecin, devra s'empresser d'en déférer à la société, afin qu'on y statue sur les moyens à prendre.*

10. — *Toutes les fois qu'il faudra repousser les efforts de*

(2) Lefort, Conférences historiques, P. 126

ceux qui travaillent à ravaler la dignité des médecins, ou à leur enlever une partie de leur gloire ; tous, animés du même zèle, nous nous élèverons contre l'ennemi commun.

11. — *Si la réputation de l'un de nous était déchirée, sa cause deviendra la nôtre ; celui qui en agira autrement sera considéré comme coupable de l'injure faite à son confrère ; car il faut que l'on sache que le titre de médecin ne peut-être impunément ravale.* (1)

L'ancienne académie royale de chirurgie ne tolérait aucun acte de charlatanisme de la part de ses membres. Plainte ayant été portée à la fin de 1743, contre l'oculiste Daviel qui se faisait imprimer dans la *Gazette d'Hollande*, en publiant ses opérations et ses marches comme font les charlatans, il fut fortement réprimandé en 1744. Le 15 mai 1755, le directeur ayant porté les mêmes plaintes, toujours contre Daviel, et représenté l'indécence de ses agissements professionnels, il y eut 16 voix pour le réprimander de nouveau et 20 pour l'interdire. En conséquence, le directeur ordonna à l'huissier de ne point laisser entrer Daviel jusqu'à nouvel ordre.

Daviel alla présenter ses excuses au Directeur et le prier de faire lever l'interdiction qui pesait sur lui. Dans la séance du 14 août suivant, l'Académie décida par 34 voix contre 12 que l'interdiction ne serait levée que dans trois mois. (2)

Le 26 Juin 1755 il y eut, à la fin de la séance de l'académie, « comité dans lequel on a lu une lettre de M. Descastaux, neveu de M. Daran, imprimée dans le *Mercure*, dans laquelle, pour vanter les bougies dont son oncle se sert, il méprise fort indécemment les maîtres de l'art. Comme le style de sa lettre prouve qu'elle a été concertée avec M. Daran, le directeur a demandé les avis du comité, et M. Daran a été interdit à la plurarité de 34 voix contre 13. Signé Morand. (3)

Dans la séance du 24 juillet 1755, il y a eu comité, dans lequel

(1) Delthil, Causeries sur le médecin à différentes époques, P. 61 et suiv. Paris 1883.

(2) Guardia, la médecine à travers les siècles p. 375 - 76

(3) Guardia loc. cit. p. 375.

M. le secrétaire a lu le désaveu que M. Daran avait fait la veille au Conseil du Collège (des chirurgiens). On a recueilli les voix, et il a été décidé que l'interdiction de M. Daran serait levée. Dans son désaveu inscrit dans les registres, il affirme que « la susdite lettre a été écrite et insérée dans le *Mercure* sans sa connaissance ni sa participation ; qu'il le désavoue dans tous les points comme insultant au corps de la chirurgie et contraire à sa façon de penser. (1) »

A la même date l'académie de chirurgie avait reçu des plaintes contre Lecat,célèbre chirurgien de Rouen, qui était allé faire des opérations à Lille. — On lit aux pages 450-51 du tome III des registres manuscrits : « on a dénoncé au comité des lettres des magistrats de Lille, imprimées et répandues dans le public pour y annoncer l'arrivée de M. Lecat, d'une manière qui marquerait du charlatanisme, si ces lettres eussent été concertés avec M. Lecat. »

Le secrétaire perpétuel, M Morand,fut chargé de prendre des renseignements auprès de son collègue Bagieu qui se trouvait alors en mission à Lille. Il lui écrivit pour l'informer des plaintes portées à l'académie, contre Lecat et termine sa lettre ainsi : «L'académie ayant à cœur ce qui intéresse son honneur et celui de ses membres, serait fâchée que M. Lecat se fut comporté dans son voyage comme le font les charlatans et les batteurs de campagnes, et elle désire d'être informée par vous, Monsieur, de tout ce qui s'est passé sur cela à Lille et peut-être sous vos yeux, espérant que vous voudrez bien prendre cette peine le plus tôt qu'il vous sera possible.

J'ai l'honneur etc. Morand. (2)»

Bagieu, de retour à Paris au moment où la lettre lui était adressée, déclara que Lecat n'avait eu aucune part aux circulaires des magistrats. De son côté, Lecat écrivit à l'académie une longue lettre pour se justifier et dans laquelle il fait surtout son apologie. Malgré ses protestations sa conduite en cette circonstance n'en reste pas moins entachée d'indignité. Le Dr Guardia, qui a étudié cette affaire avec soin, juge ainsi le chirugien de

(2) Guardia loc. cit. p. 364.

Rouen : « Un homme de l'art qui se prêterait de nos jours à des manœuvres pareilles à celles que Lecat souffrait complaisamment, en vue de la publicité, sous prétexte de faire du bien, verrait sa considération baisser ; il perdrait l'estime de ses confrères, et, s'il appartenait à une association savante, il encourrait sans aucun doute le blâme de ses collègues, et, s'il ne justifiait pas sa conduite par des arguments plus sérieux que ceux du chirurgien de Rouen dans son apologie déclamatoire, il subirait certainement la peine rigoureuse que les académies infligent en cas de nécessité majeure aux membres qui ne craignent point de compromettre l'honneur de la corporation.

Supposons qu'un cas semblable à celui de Lecat soit soumis à l'appréciation d'un jury médical. Qui ne prévoit quel serait le verdict des juges ? Et qui voudrait protester contre la sentence ? Quelque casuiste peut-être. Mais la condamnation si dure qu'elle fut, serait approuvée, ratifiée, sanctionnée unanimement par tous les médecins qui s'efforcent de suivre en toute occasion le grand précepte hippocratique : « *Je serai pur et irréprochable dans ma conduite et dans l'exercice de mon art.* » En attendant que le corps médical ait une haute cour d'honneur ou un conseil de discipline, cette phrase du serment d'Hippocrate devrait être la devise des associations médicales. » (1)

Dans les règlements du collège médical de Philadelphie fondé en 1787 on lit, à propos de l'admission des membres, qu'on ne prononcera l'admission d'aucun médecin « qui par des annonces ou des moyens de réclame, se pose comme ayant des qualités supérieures pour le traitement des maladies, ou d'une maladie en particulier, ou d'une classe de maladies ; ou qui possède un brevet ou une part de brevet pour un instrument chirurgical ; ou qui entre dans des arrangements particuliers avec un pharmacien en vue d'un bénéfice ou d'un patronnage professionnel, ... et tout membre ou correspondant qui après avoir été admis se rendrait coupable

(1) Guardia loc. cit. p. 374-75.

l'un des actes sus mentionnés sera par ce seul fait, destitué par de comité des censeurs. » (1)

Le *code médical professionnel* de ce collège est bien remarquable. On y lit : « C'est déroger à la dignité professionnelle que de recourir aux annonces dans les journaux, aux circulaires, aux affiches, pour attirer l'attention de personnes atteintes de maladies spéciales ; il ne faut pas non plus offrir des consultations et des médicaments gratis ou promettre une guérison certaine, publier dans la presse quotidienne ou permettre qu'on publie certains cas ou certaine opération, inviter des personnes étrangères à la médecine à assister aux opérations, se vanter de guérisons ou de remèdes, étaler des certificats d'habileté ou de succès et autres actes du même genre. Les charlatans ont l'habitude d'agir ainsi, mais ces actions sont indignes d'un médecin digne de ce nom. » (2)

A l'article des devoirs des médecins en présence de la clientèle de leurs confrères on lit encore. « La médecine est une profession libérale, et ceux qui sont appelés à la pratiquer ne doivent chercher la fortune ni par l'intrigue, ni par l'artifice. » (3)

Le Congrès médical de France, qui s'est occupé d'un grand nombre de questions se rattachant à l'enseignement et à l'exercice de la médecine, n'a eu garde d'omettre celles qui se rapportent à la dignité médicale. Dans son assemblée générale du 11 novembre 1845, M. Garnier, au nom d'une Commission mixte composée de 15 médecins, de 10 pharmaciens et 10 vétérinaires, a lu un rapport dans lequel il s'attache d'abord aux *abus* et *délits* dans l'exercice des professions médicales. Il définit l'*abus*, de la part des hommes exerçant l'art de guérir, l'usage mauvais, excessif, du droit que confère le titre dont ils sont revêtus, mais qui pourtant ne peut tomber sous le coup de la loi pénale. Il définit le *délit*, une véritable infraction à la loi, qui devient passible des peines qu'elle prononce.

(1) Valcourt, les institutions médicales aux Etats-Unis de l'Amérique du Nord, p. 38, Paris 1869.

(2) Valcourt, loct. cit. p. 71 et suiv.

(3) Valcourt, loct. cit. p. 76.

Après diverses considérations sur les qualités nécessaires aux médecins et aux pharmaciens, sur les écarts professionnels, sur la nécessité de les réprimer, sur l'utilité des conseils de discipline, le rapporteur s'exprime ainsi : « *Ainsi, la commission n'hésiterait pas à classer parmi les délits les manœuvres de ces médecins ambulants qui, courant de ville en ville, font annoncer leur arrivée par les journaux, par des affiches, par des écrits imprimés, dans lesquels ils rabaissent le savoir et la capacité des médecins de ces localités et se posent avec impudence comme seuls capables de guérir les maladies les plus graves, et même celles qui de tout temps, ont résisté à tous les moyens, à toutes les ressources de l'art.*

Le même rapporteur, après avoir examiné la question des annonces, écrit : « *Par ces motifs et par toutes les considérations qui précèdent, votre commission, à l'unanimité, propose qu'il soit interdit aux médecins et aux pharmaciens, sous les peines de la loi, d'annoncer par la voie des journaux, affiches, prospectus, brochures ou autrement, aucun traitement spécial de maladie, aucun remède ou médicament.* »

Parmi les diverses conclusions proposées au congrès par la commission, la première, relative au sujet qui nous occupe, est ainsi conçue : « *Toute annonce par la voie des journaux, affiches, prospectus, brochures, ou autrement, ayant pour but : d'indiquer l'arrivée d'un médecin dans une localité ; un traitement médical particulier ; le débit ou la vente d'une préparation ou composition médicamenteuse, est interdite.* »

Après discussion, cette conclusion est adoptée par le congrès médical de France à l'unanimité moins trois voix. (1)

L'académie de médecine de Bruxelles ne s'est pas montrée moins soucieuse de la dignité professionnelle et de celle de ses membres, lorsqu'il s'est agi du médecin ambulant, l'oculiste Bribosia. Ce docteur belge, médecin de l'institut ophtalmique de Namur, profita de ce qu'il avait donné quelques soins aux blessés français pendant la dernière guerre, pour demander au ministre,

(1) Actes du congrès médical de France p. 201 et suiv :

à la fin de l'année 1871, l'autorisation d'exercer la médecine en France. Le gouvernement la lui accorda le 6 février 1872.

Le sieur Bribosia profita de cette autorisation pour se livrer à la médecine ambulante et recruter des malades pour son institut de Namur. Il se rendit périodiquement dans diverses villes des départements du Nord de la France ; son arrivée était portée à la connaissance du public par des circulaires, des lettres, etc. et ses hauts faits de pratique lui étaient signalés par des journaux à sa dévotion et des brochures.

Les médecins des régions où il allait exercer indignement son art se plaignirent ; dix docteurs de Lille adressèrent une plainte à l'académie de médecine de Bruxelles dont Bribosia faisait partie ; ils la terminaient en disant : « Nous croyons devoir vous prévenir de ces faits, Monsieur le président, parce qu'il nous semble qu'un simple avertissement donné par vous au médecin en question peut l'arrêter sur une pente fâcheuse. Chez nous, sa conduite suffirait pour le faire exclure de la moindre société médicale. Nous ne supposons pas, que vous soyez moins que nous jaloux de l'honneur professionnel, et nous ne pouvons admettre que le titre de membre de votre illustre compagnie puisse servir à favoriser des manœuvres dignes de ces Fontanaroses de bas étage qui exerçaient autrefois l'oculistique. »

L'académie de Bruxelles répondit à cette lettre par la délibération suivante prise en comité secret.

« 1° L'académie considère comme étant contraire à la dignité professionnelle l'exercice de la médecine ambulante. Elle regarde comme médecins ambulants ceux qui se rendent périodiquement dans des lieux éloignés de leur domicile, dans leur propre pays ou en pays étranger, sans y avoir été appelés pour un cas particulier ou par l'autorité ; surtout s'ils s'y font annoncer, disputant ainsi la clientèle à leurs confrères établis en ces lieux. 2° L'académie estime que des médecins, quelque puisse être d'ailleurs leur mérite, se livrant à la pratique de la médecine ambulante, telle qu'elle vient d'être définie, ne peuvent être admis dans son sein. (1) »

(1) Progrès du Nord, n° du 11 janvier 1876.

L'association médicale de secours mutuels du département du Nord, saisie d'une plainte contre Bribosia décida dans sa séance du 9 mars 1875 de demander le retrait de l'autorisation accordée au médecin belge, et dont il faisait un si déplorable usage.

En 1876 la société médico-scientifique eut aussi à s'occuper du sieur Bribosia. Notre digne et sympathique président honoraire, M. le D. Watelle père, fut chargé d'écrire au ministre de l'intérieur pour lui exposer les agissements de l'oculiste belge, et demander le retrait de l'autorisation d'exercer en France. La lettre de notre honorable collègue, fortement motivée, n'eut pas la suite que nous espérions.

Les choses restant en l'état, la société médico-scientifique, à la suite d'un remarquable rapport de M. Watelle, décida, dans son assemblée du 22 juillet 1877, que le Docteur Bribosia était *mis en isolement*, c'est-à-dire que les membres de la société médico-scientifique du Pas-de-Calais s'engageaient à refuser formellement tout rapport professionnel avec ce confrère.

A l'assemblée générale du 20 juillet 1879, la même société adopta, à l'unanimité, un réglement des rapports des médecins entre eux qui lui avait été présenté, à l'assemblée du 21 juillet 1878, par le D. Coulon. Dans ce réglement, la médecine ambulante est visée dans la deuxième proposition ainsi conçue : « Tout médecin doit éviter, de chercher à former ou à étendre sa clientèle par des moyens contraires à la dignité professionnelle, tels que les réclames qui ont pour effet d'attirer l'attention du public et des malades, soit par annonces dans les journaux, circulaires, affiches ; ou par des menées ou des intrigues, qui ont pour but de supplanter les confrères ; ou en se rendant à jours fixes dans des localités, sans y avoir été appelé, pour mettre ses services à la disposition des malades, comme le fait un marchand qui offre les objets de son négoce.

Le vrai médecin ne prostitue pas son savoir ; il ne doit son succès qu'à sa dignité, à sa conduite, à son talent et à la confiance qu'il inspire. Jamais il n'offre ses soins, et toujours il attend qu'on les lui réclame. »

De nos jours, une société de dentistes a donné un bon exemple en se montrant soucieuse de la dignité de ses membres. Dans le réglement de la société syndicale odontologique de France, adopté le 17 février 1879, on lit sous le titre III : « ne peuvent faire partie de la société.

1° Tout membre dont les actes ne seraient pas conformes à l'honorabilité professionnelle.

2° Tout membre frappé d'une condamnation susceptible de porter atteinte à la dignité de la profession.

3° Tout membre en état de faillite.

4° Tout membre qui, à l'aide d'annonces, prospectus, cartes ou tout autre moyen de réclame, s'efforce d'attirer l'attention sur des méthodes ou des procédés ridicules ou extraordinaires ; enfin tous ceux qui, par des procédés déloyaux et dignes des charlatans seuls, cherchent à surprendre la bonne foi publique. »

Dans un ouvrage récent sur la déontologie médicale, et déjà cité, le digne et regretté Dechambre s'élève énergiquement contre les moyens que les médecins charlatans emploient pour attirer l'attention publique. Il condamne la divulgation de faits médicaux dans les journaux politiques, et la rejette comme incompatible avec la dignité de la profession ; il réprouve à plus forte raison, dit-il, sous toutes ses formes, la réclame, l'annonce et l'affiche appliquées aux faits de l'ordre scientifique. Les médecins qui attirent le public par des promesses fallacieuses excitent son indignation. « Dépositaire, écrit-il, du plus précieux des biens, son premier devoir est de ne l'exposer à aucun risque, partant de ne rien annoncer qui ne soit strictement vrai. Le commerçant qui trompe sa pratique est un fripon ; quel nom donner au médecin qui, trompant sur la santé par l'appât d'annonces mensongères, amène jusqu'à lui un client dupé ? Chargé d'un ministère occulte il ne lui est pas permis de prendre le public pour juge *direct* de son mérite. » (1)

Bien des médecins poëtes ont fustigé les charlatans. Albert Roux, dans l'une de ses *méridionales*, s'écrie :

. . . . Ma muse qui s'éveille,
Sans cesse vous criera : Charlatans ! à l'oreille.
Et faisant jusqu'à terre incliner votre front,
Elle vous marquera d'un éternel affront.

(1) Dechambre, loc. cit. p. 100.

Je termine, Messieurs, en vous rappelant que c'est surtout aux médecins que doit s'appliquer ce beau passage de Ciceron : *Homines ad deos nulla se proprius accedunt quam salutem hominibus dando.* Pour mériter cette belle application il faut, ne l'oublions point, nous en rendre digne ; c'est-à-dire exercer la médecine avec sagesse. Mais — sachons-le bien — ce n'est pas sans efforts qu'on peut atteindre un but aussi noble et aussi élevé !

De même que le bonheur et le savoir, la dignité et l'habileté dans l'art, ainsi que la bonté, ne s'acquièrent pas sans travail.

> Ces vertus sont des biens que nous vend la nature,
> Il n'est point ici-bas de moissons sans culture.

Efforçons-nous donc de cultiver et de développer en nous, par l'étude et la réflexion, par l'exercice et l'habitude, les impressions et les sentiments délicats du vrai, du beau, du juste et de la bienveillance.

Non seulement cette haute culture intellectuelle et morale nous permettra d'accomplir la tâche que devrait s'imposer tout être raisonnable, c'est-à-dire, le développement de l'ensemble de ses facultés et l'accord dans leur fonctionnement ; mais elle nous rendra le bien facile à faire, en faisant de nous des hommes à même de connaître les désordres qui troublent si souvent la machine humaine, d'y rétablir l'harmonie, et de contribuer ainsi au bien général de l'humanité.

Aussi, Messieurs, j'ai la ferme espérance que les membres de la Médico-scientifique qui sont animés par le sentiment de la dignité médicale, et veulent rester purs et irréprochables dans l'exercice de leur art, auront à cœur de suivre les exemples et les conseils de l'ancien collège des médecins de Blois, de l'ancienne académie de chirurgie, du collège des médecins de Philadelphie, du Congrès médical de France, de l'Académie de médecine de Bruxelles, et de bien d'autres sociétés savantes; j'aime à penser qu'ils tiendront à honneur de rester fidèles aux nobles traditions de notre société ; qu'ils se feront un devoir de travailler au développement et au maintien de la dignité professionnelle, et qu'ils n'hésiteront pas à repousser et à flétrir toutes les atteintes et les écarts inspirés par les passions malveillantes ou malsaines.

Arras. — Imp. Sueur-Charruey, Petite Place, 20 et 22.

Arras. — Imp. Sueur-Charruey, Petite Place, 20 et 22.

www.ingramcontent.com/pod-product-compliance
Lightning Source LLC
LaVergne TN
LVHW012012160826
845678LV00002B/789

* 9 7 8 2 3 2 9 6 7 1 0 3 1 *